Enilce Rocha

O reino das PRINCESAS carecas

Ilustrado por Lara Marcelino

Editora InVerso

® 2020. Editora Inverso

R. Doutor Goulin, 1523 Alto da Glória
CEP 80040-280 Curitiba-PR
(41) 3254-1616 e (41) 3558-8001
editorainverso@editorainverso.com.br
www.editorainverso.com.br
Facebook.com/editorainverso
Instagram @editorainverso

COORDENAÇÃO EDITORIAL
Cristina Jones
Editora InVerso

REVISÃO
Jhenyffer Nareski Correia

ILUSTRAÇÕES
Lara Marcelino

CAPA, DESIGN, PROJETO GRÁFICO E ARTE-FINAL
Adriane Baldini

DADOS INTERNACIONAIS DE CATALOGAÇÃO NA PUBLICAÇÃO (CIP)
Mona Youssef Hammoud — CRB/9.ª 1393

R672o

ROCHA, Enilce. **O reino das princesas carecas.**
Lara Marcelino [il.]. Curitiba: InVerso, 2020.
28 p. 20 x 22 cm - PTBR

ISBN: 978-65-86436-67-9

1. Literatura infantil. 2. Empatia. 3. Oncologia infantil.
4. Fábula. I.Título

CDD.: 709.04

Literatura infantil: 372.64 Empatia: 709.04

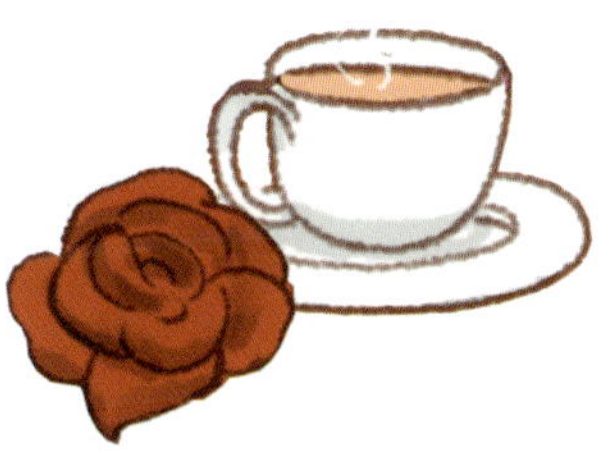

Dedico este livro aos meus pais, Francisca e Alcides, por acreditarem que eu possuía talentos que eu mesma desconhecia.

Agradeço à minha sobrinha, Adriana, e às minhas filhas, Carolina e Mariana, que me incentivaram a escrever este livro.

PREFÁCIO

Conto histórias para as crianças em tratamento no Hospital Erasto Gaertner, agora Erastinho, e escrevi este livro em homenagem às meninas e aos meninos que estão, ou estiveram, em tratamento de câncer, especialmente para aquelas crianças que, toda semana, esperam, em seus leitos, ansiosas pela chegada da "tia da história".

Acredito que, ouvindo histórias, as crianças despertam o interesse pela leitura, que com certeza é base para todo aprendizado.

A autora.

Era uma vez um reino muito distante chamado Brilhante. Bem, esse reino nem era tão distante assim! Nele viviam várias princesas,

mas elas eram diferentes das princesas dos livros e dos filmes.

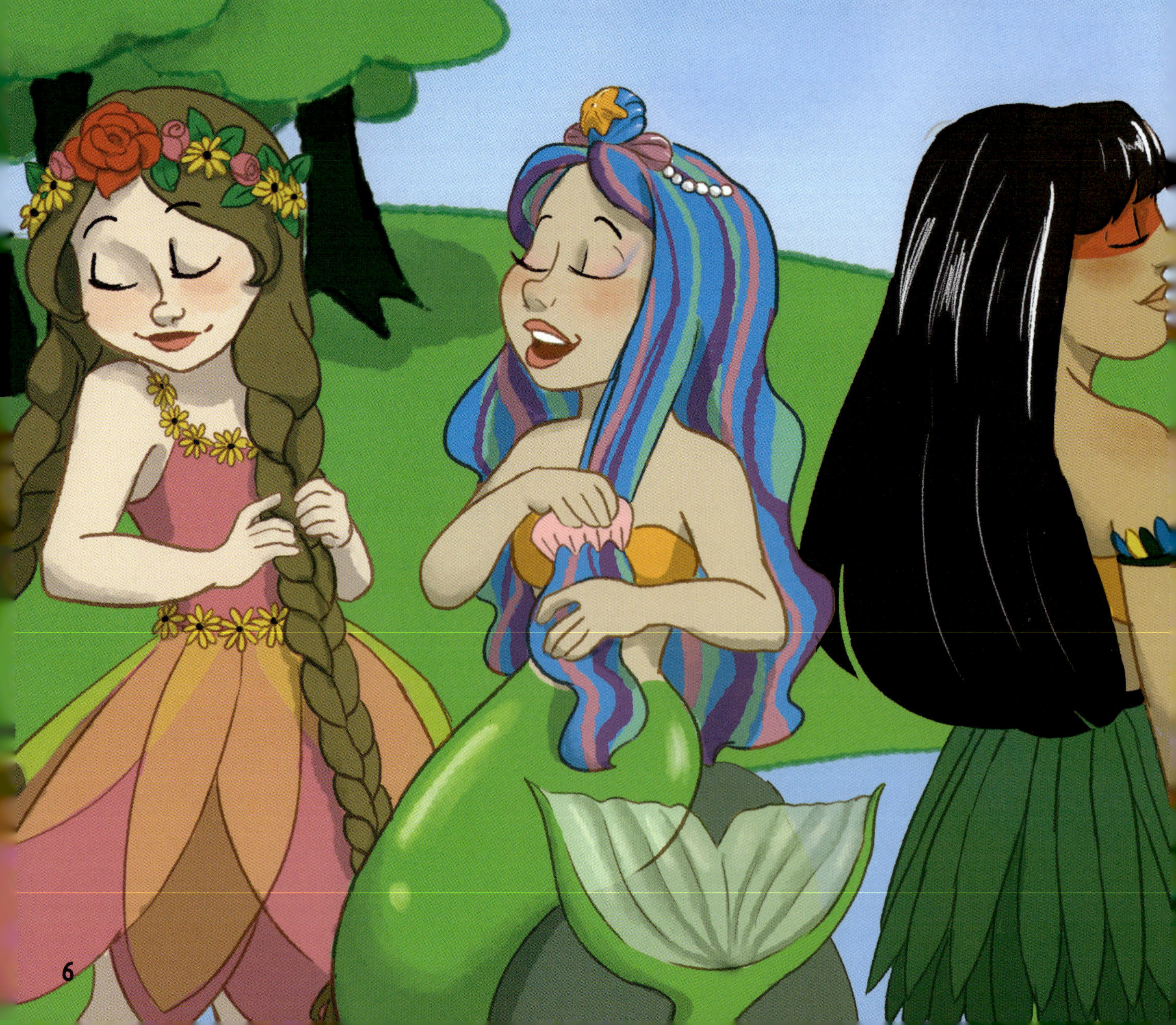

Elas não tinham longas tranças como as da Florinda, a princesa da floresta; nem os cabelos multicoloridos como os da sereia Serena, a princesa do mar; nem os cabelos negros da índia Anahy, a princesa da tribo; ou os longos cabelos louros da princesa Celeste, a princesa astral; nem cabelos iguais aos de princesas modernas, como os longos dreads da Marina, a princesa surfista; ou, então, os encaracolados cabelos da Glória, a princesa do rock.

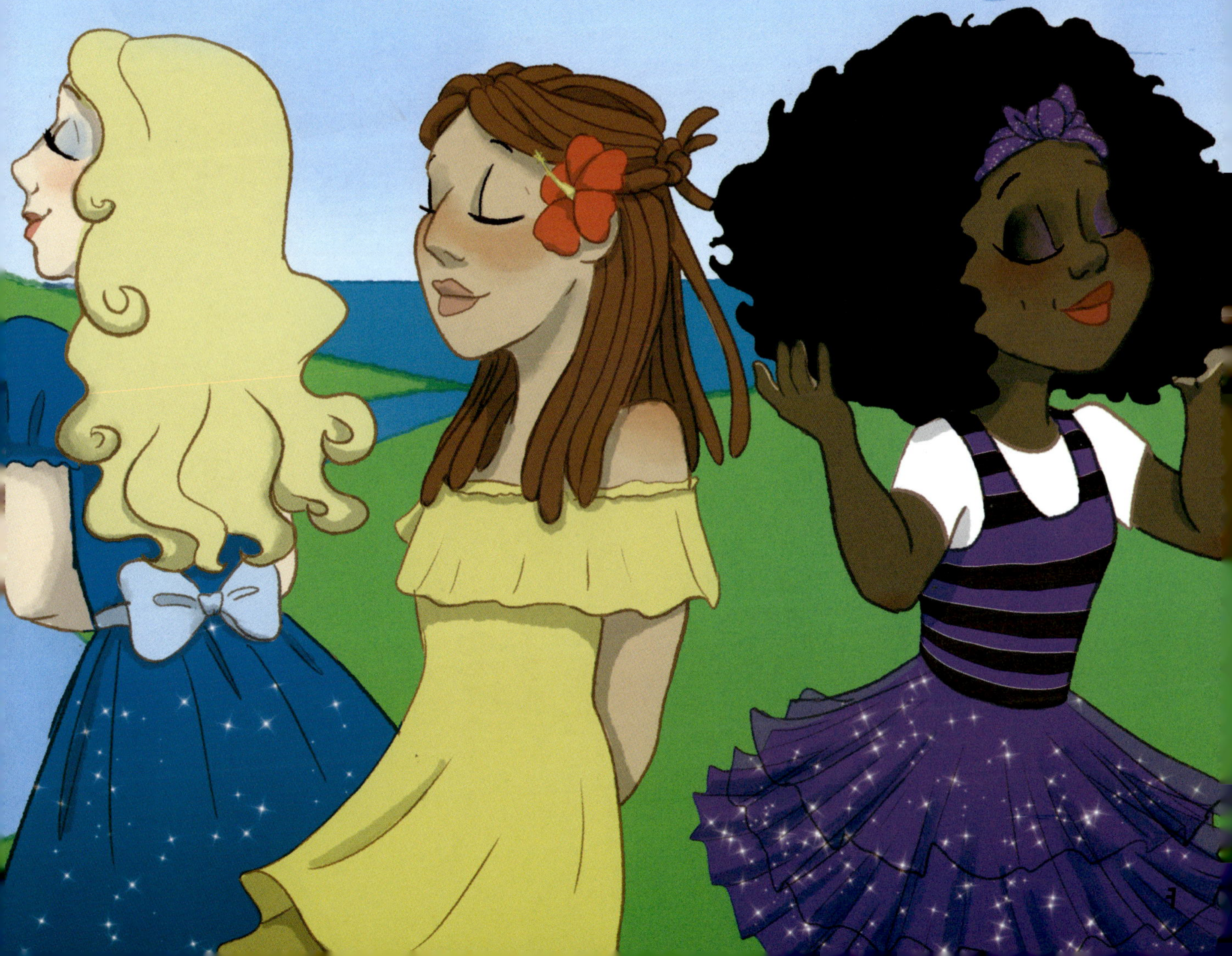

Não, elas não tinham os cabelos como os de nenhuma das princesas que você conhece do Reino da Fantasia.

Porque, simplesmente, o Reino Brilhante era o Reino das Princesas Carecas.

E, em razão de todas aquelas carequinhas reluzentes, o reino é Brilhante.

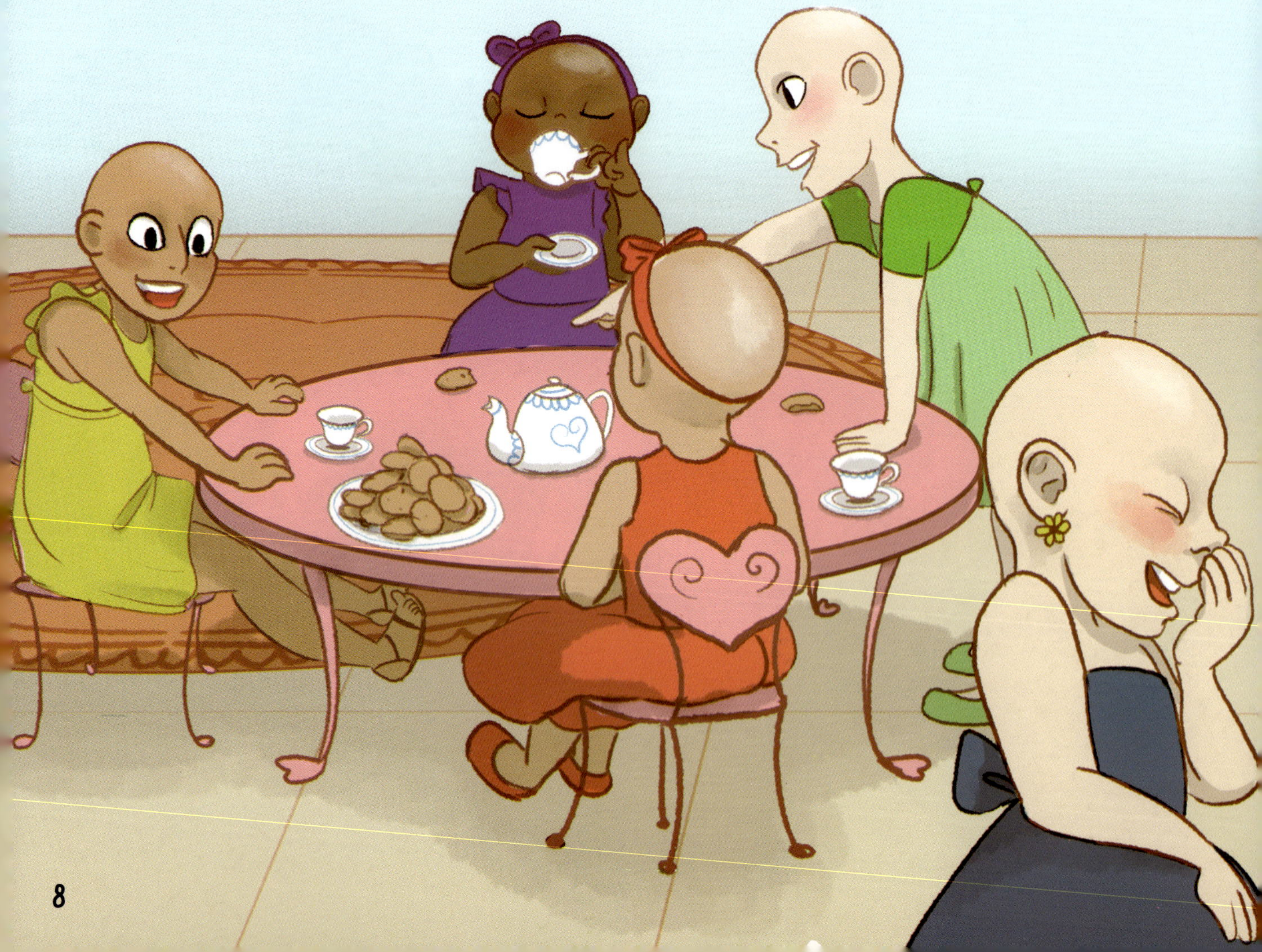

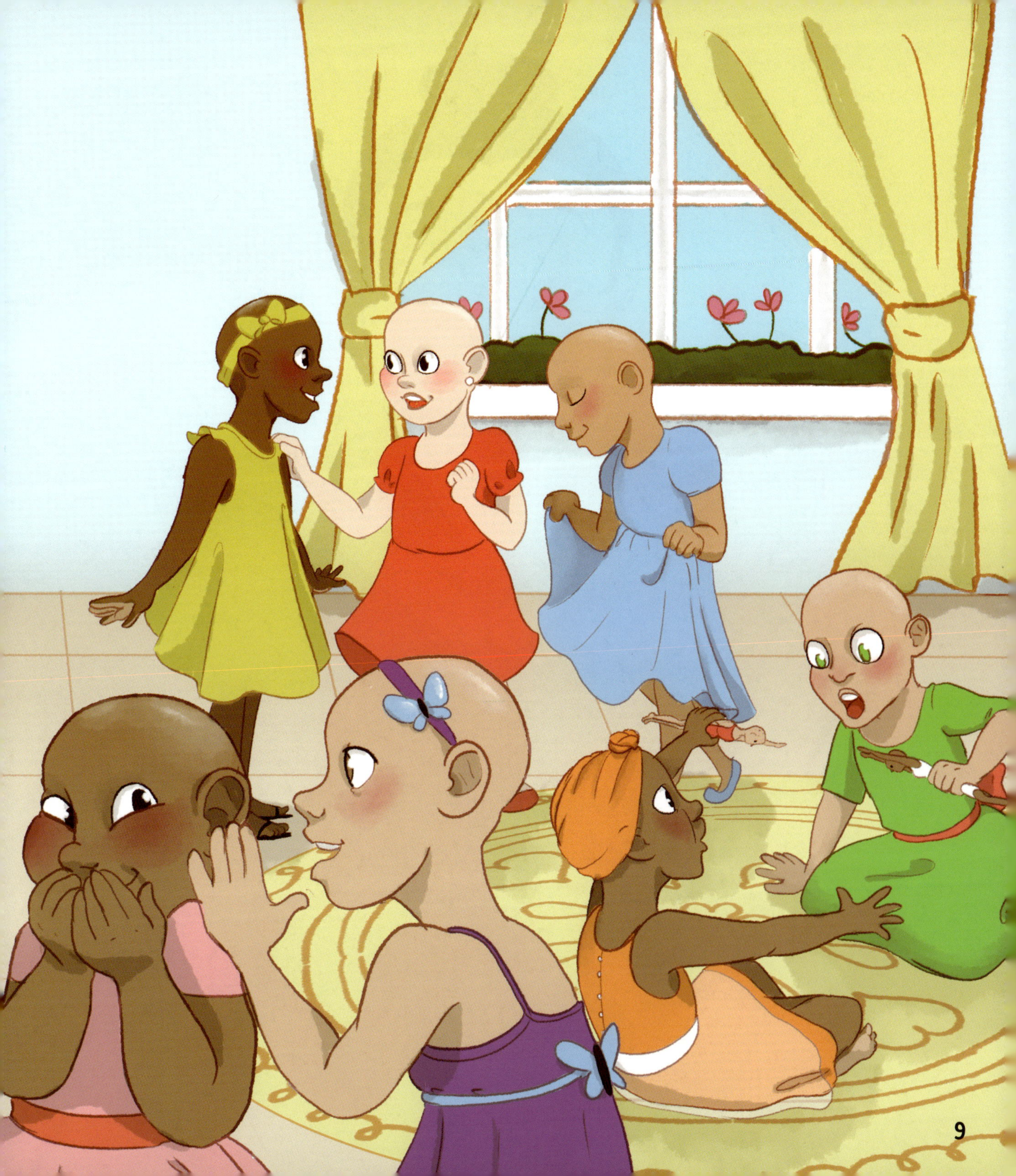

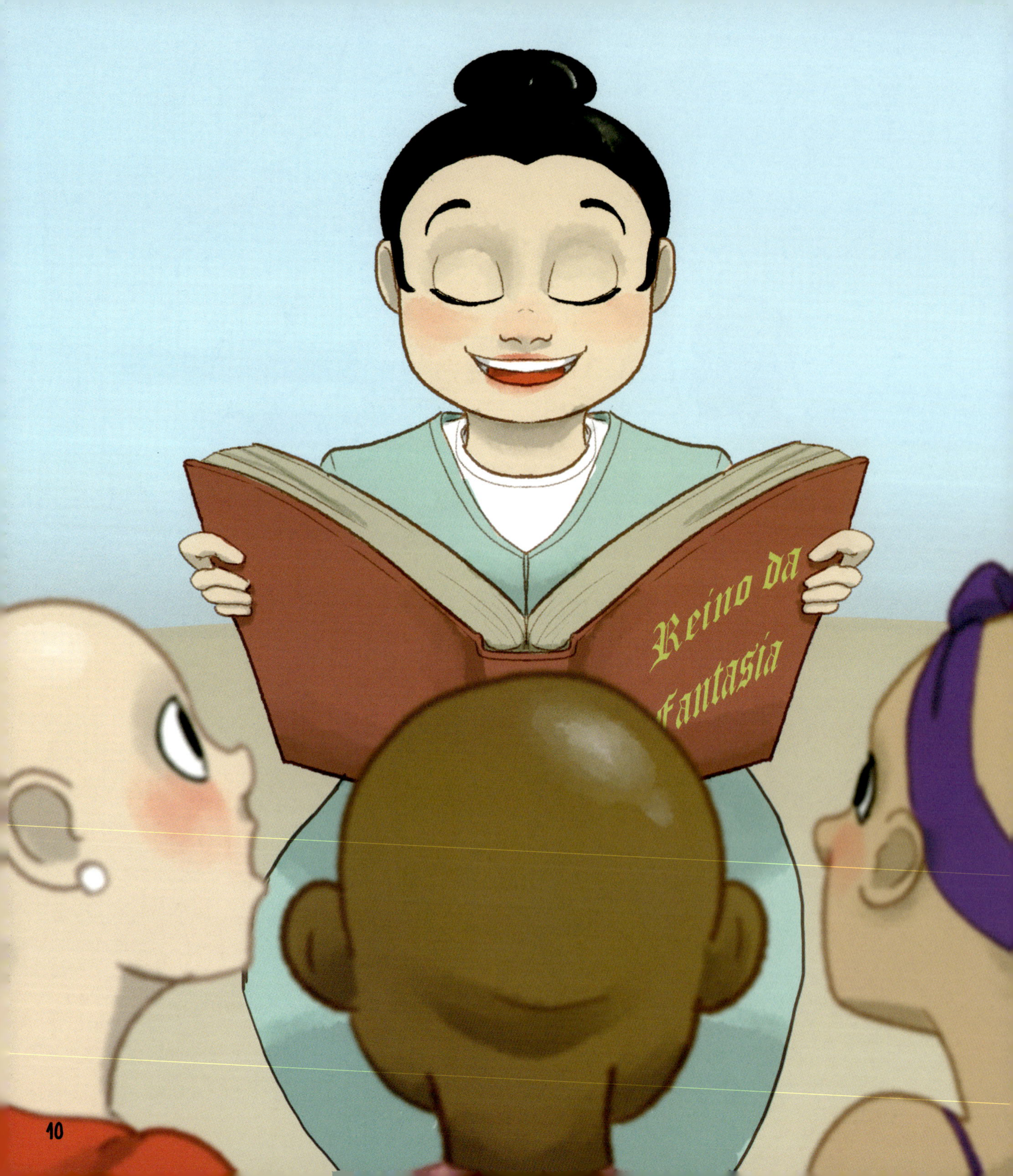
Reino da
Fantasia

O reino sempre recebia a visita das tias contadoras de histórias.

Elas eram mulheres sábias que contavam histórias de outros reinos e de outras princesas, para alegrar o dia das princesas carecas com lindas histórias.

As tias mostravam as ilustrações dos livros com as fotos das princesas de outros reinos, cada uma com um tipo de cabelo diferente, e as princesas de Brilhante ficavam sonhando com algum dia poderem ter aqueles cabelões também.

Até que um dia, no Reino da Fantasia, as princesas se encontraram para um chá da tarde no castelo da Florinda.

Agora que estava casada com seu príncipe encantado, Florinda adorava reunir as amigas para uma tarde de conversas, de chá e de muitas guloseimas.

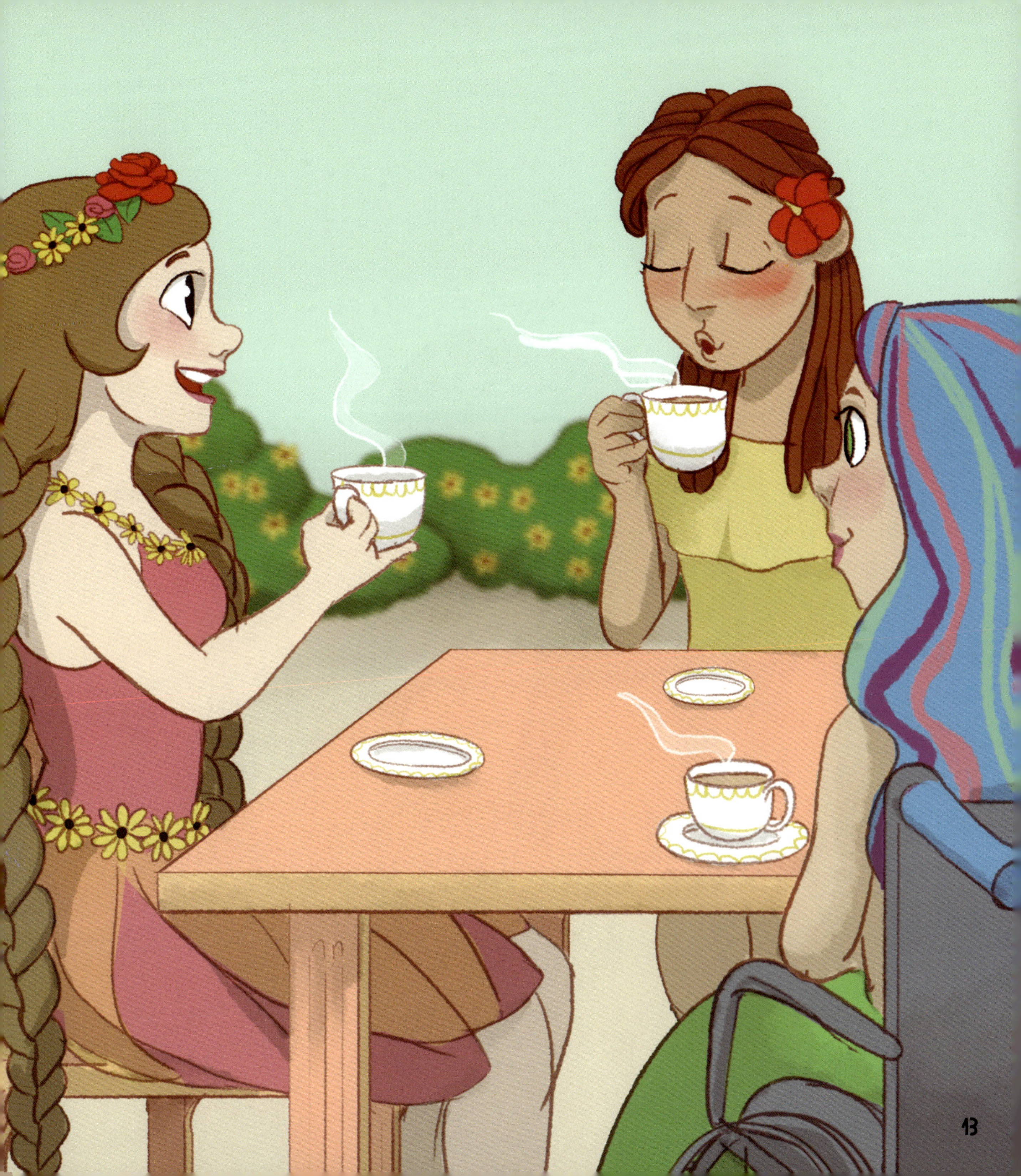

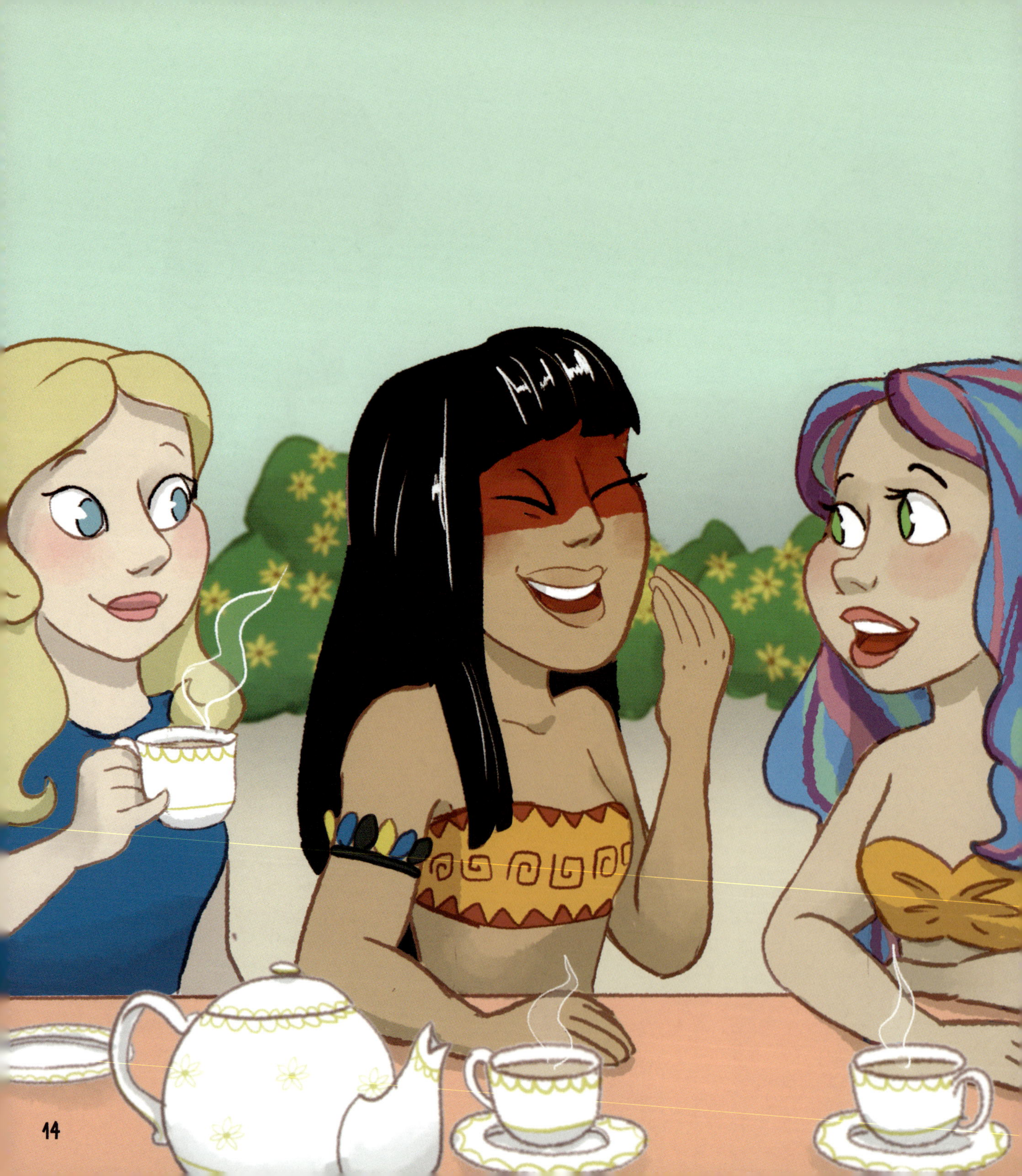

As princesas tinham muito o que conversar, porque cada uma tinha uma vida diferente.

Florinda falava sobre a sua vida feliz ao lado do seu príncipe encantado no seu lindo castelo com deslumbrantes jardins.

Enquanto a princesa Anahy contava das travessuras de seus dois filhinhos e da delícia que eram os frutos da mata, onde sua tribo vivia.

Serena falava da sua luta pela preservação dos animais marinhos e pela defesa do meio-ambiente.

Enquanto Celeste contava a todas o que os astros previam para o Reino da Fantasia no próximo ano.

A princesa Marina contava sobre as suas conquistas nas ondas dos mares pelo mundo afora, nos campeonatos de surf dos quais ela participava.

Já a princesa Glória falava do sucesso dos seus shows e clipes, essas duas últimas nem um pouco preocupadas em encontrarem seus príncipes.

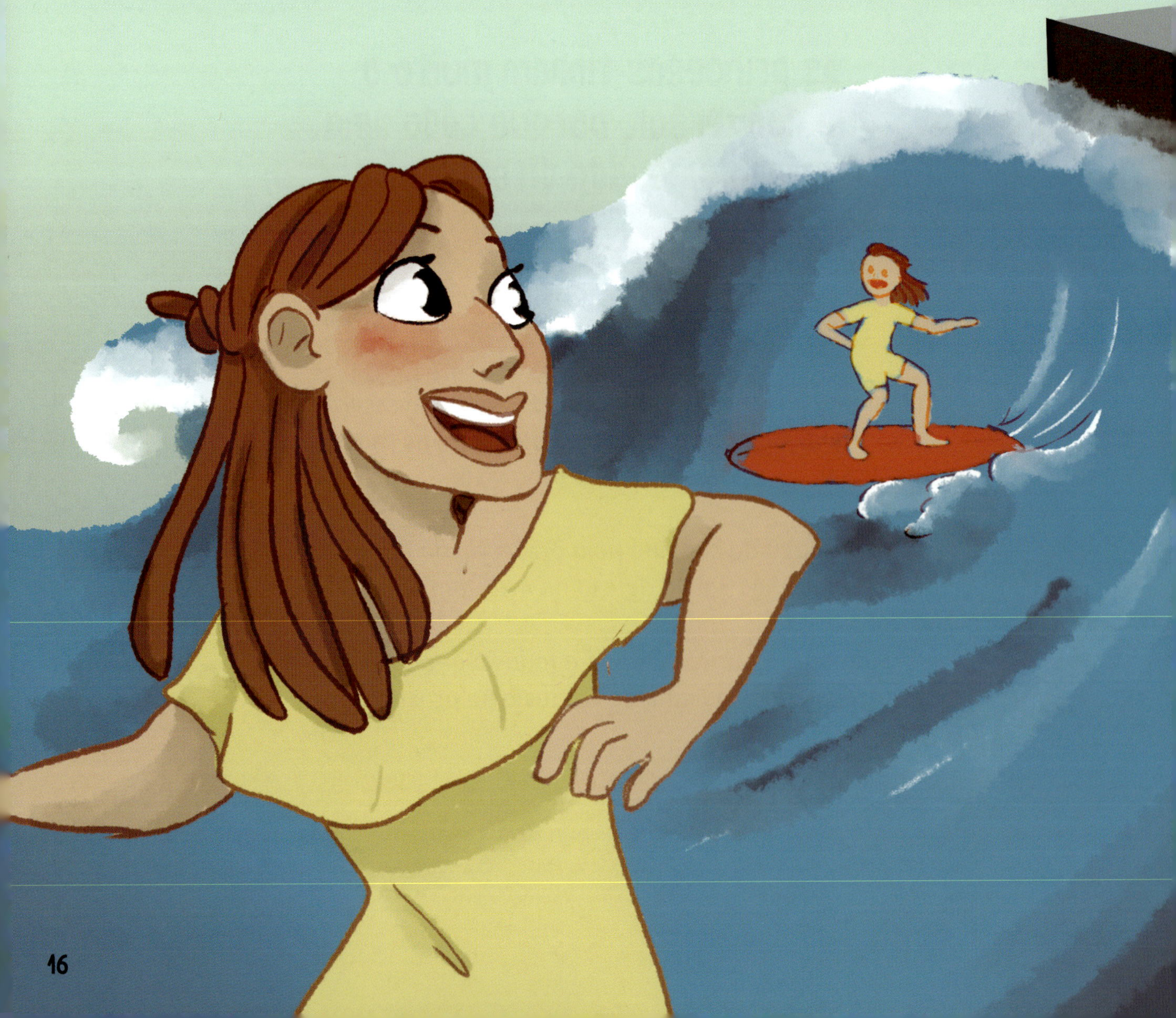

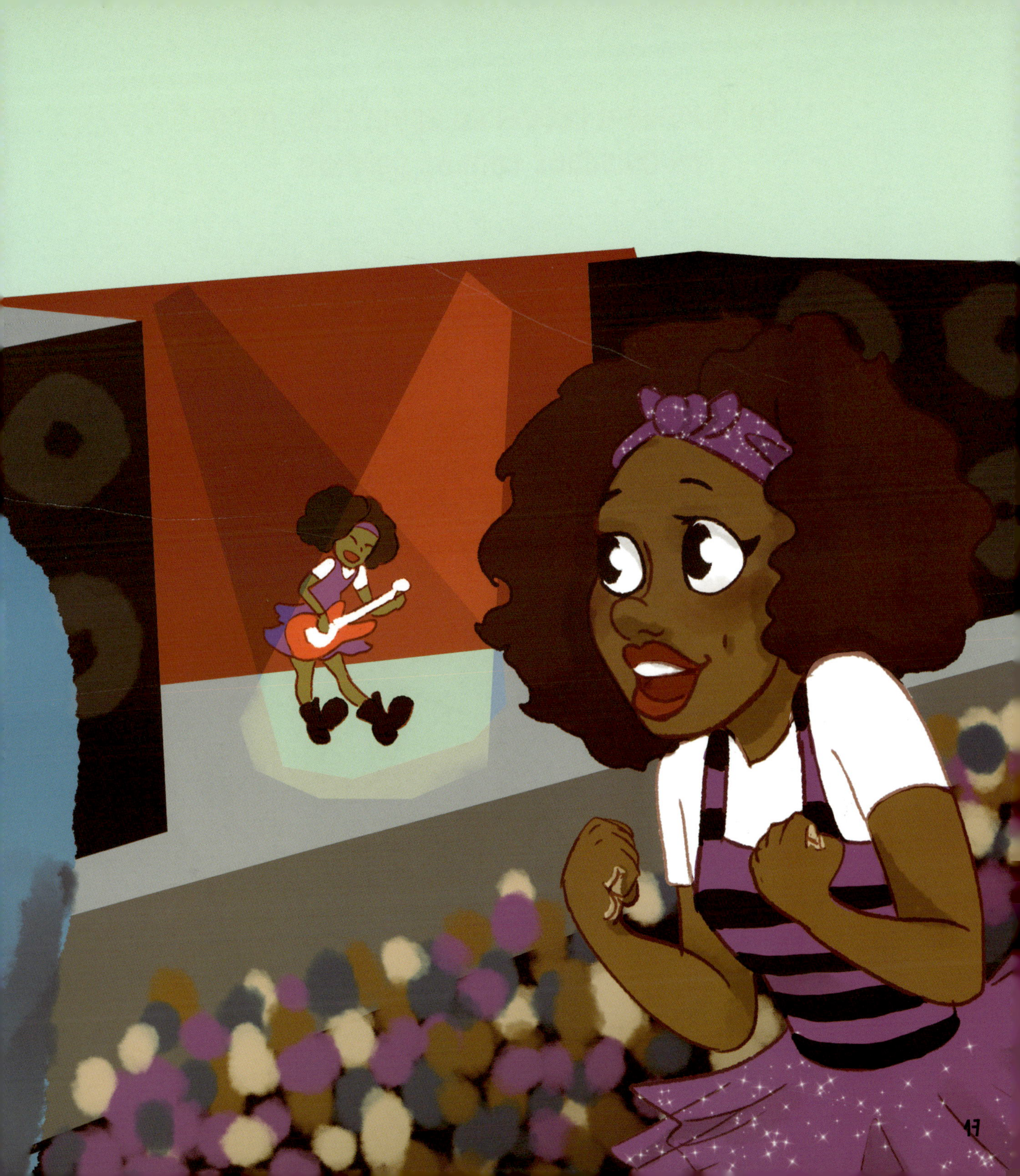

Foi quando a conversa enveredou para
os cuidados com os cabelos.

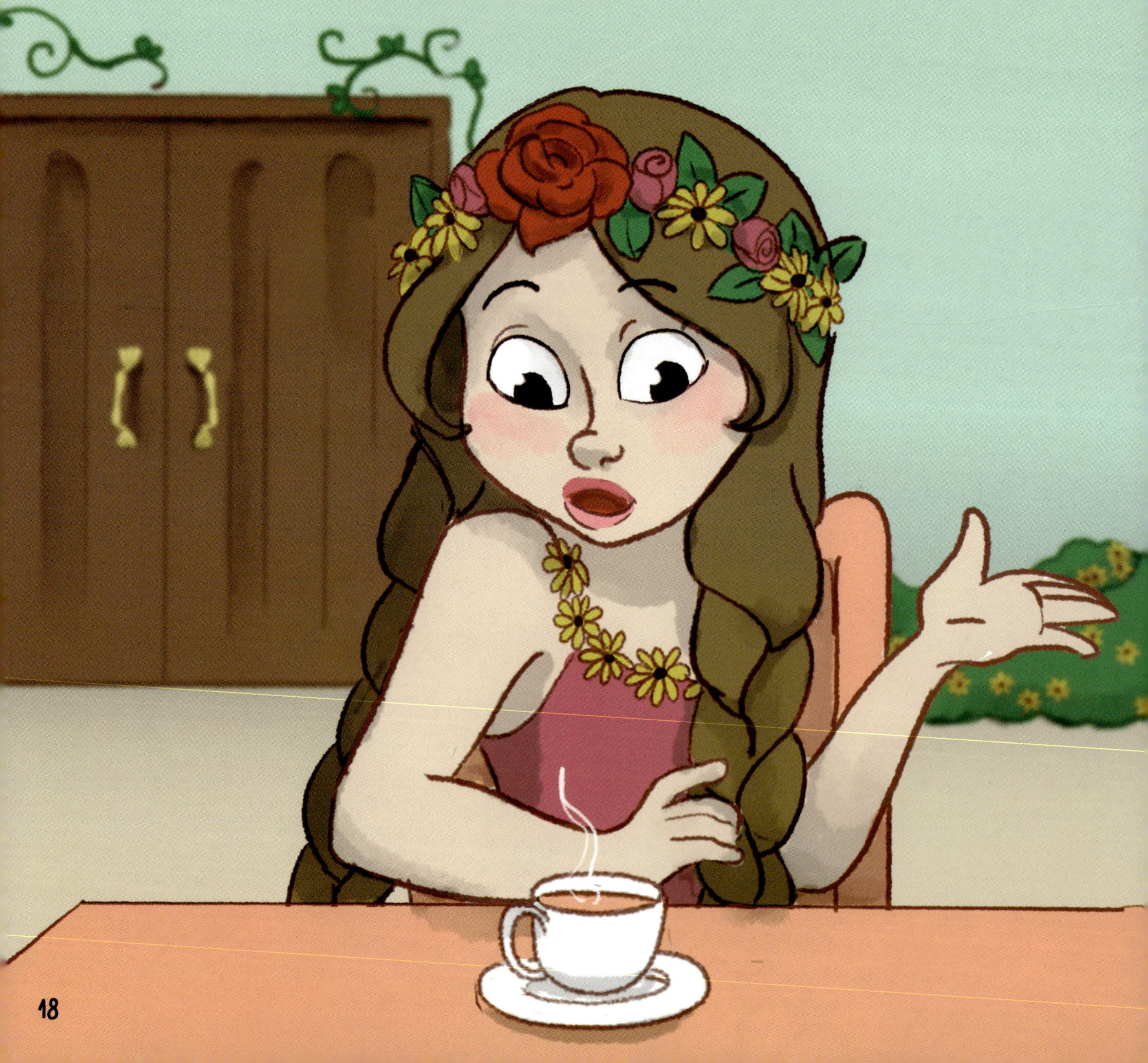

Florinda começou a falar da dificuldade que tinha para pentear e fazer as tranças em seus longos cabelos.

Ela levava uma manhã inteira para se arrumar e perdia o melhor horário para passear pelos jardins do castelo.

As outras princesas também contaram que tinham as mesmas dificuldades para manterem as suas madeixas impecáveis. A princesa Celeste confessou que levava horas para alisar ou encaracolar seus louros cabelos.

E assim, a conversa se estendeu por muito tempo, tendo cada uma das princesas relatado o tempo que perdia para pentear, trançar, alisar, fazer dreads ou encaracolar com babyliss os seus lindos cabelos,

quando podiam estar fazendo outras coisas muito mais divertidas e agradáveis.

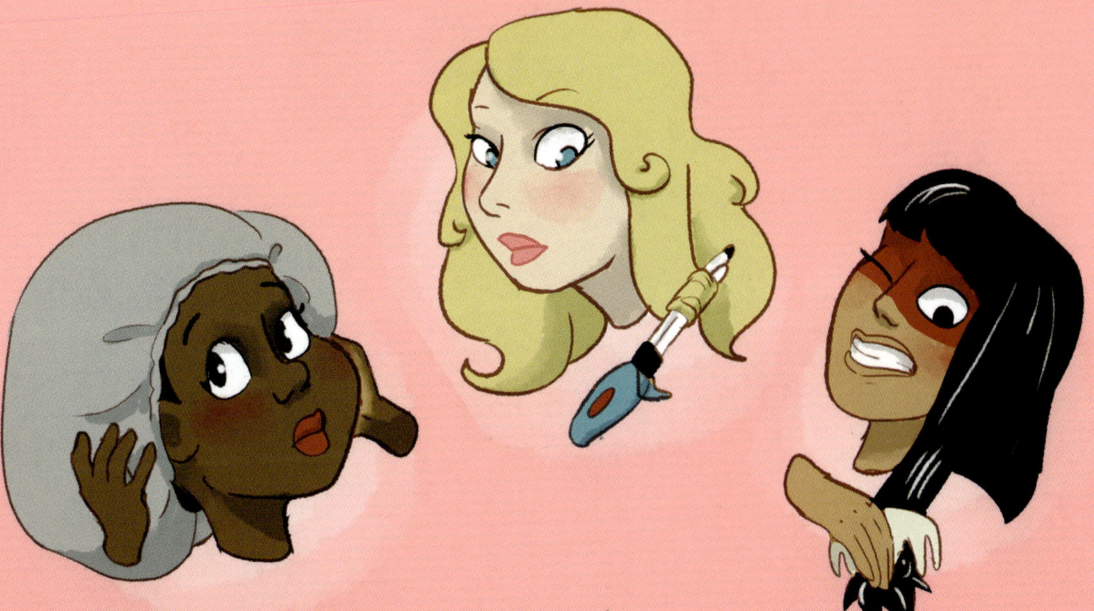

Foi quando a Florinda lembrou das princesas do Reino das Princesas Carecas. Elas eram lindas princesas e eram todas carecas.

Então, Florinda propôs que todas as princesas do Reino da Fantasia cortassem os seus longos cabelos e convidassem as princesas do Reino Brilhante para passar uma tarde com elas, pois sabia que as princesas daquele reino não se achavam bonitas por não terem cabelos.

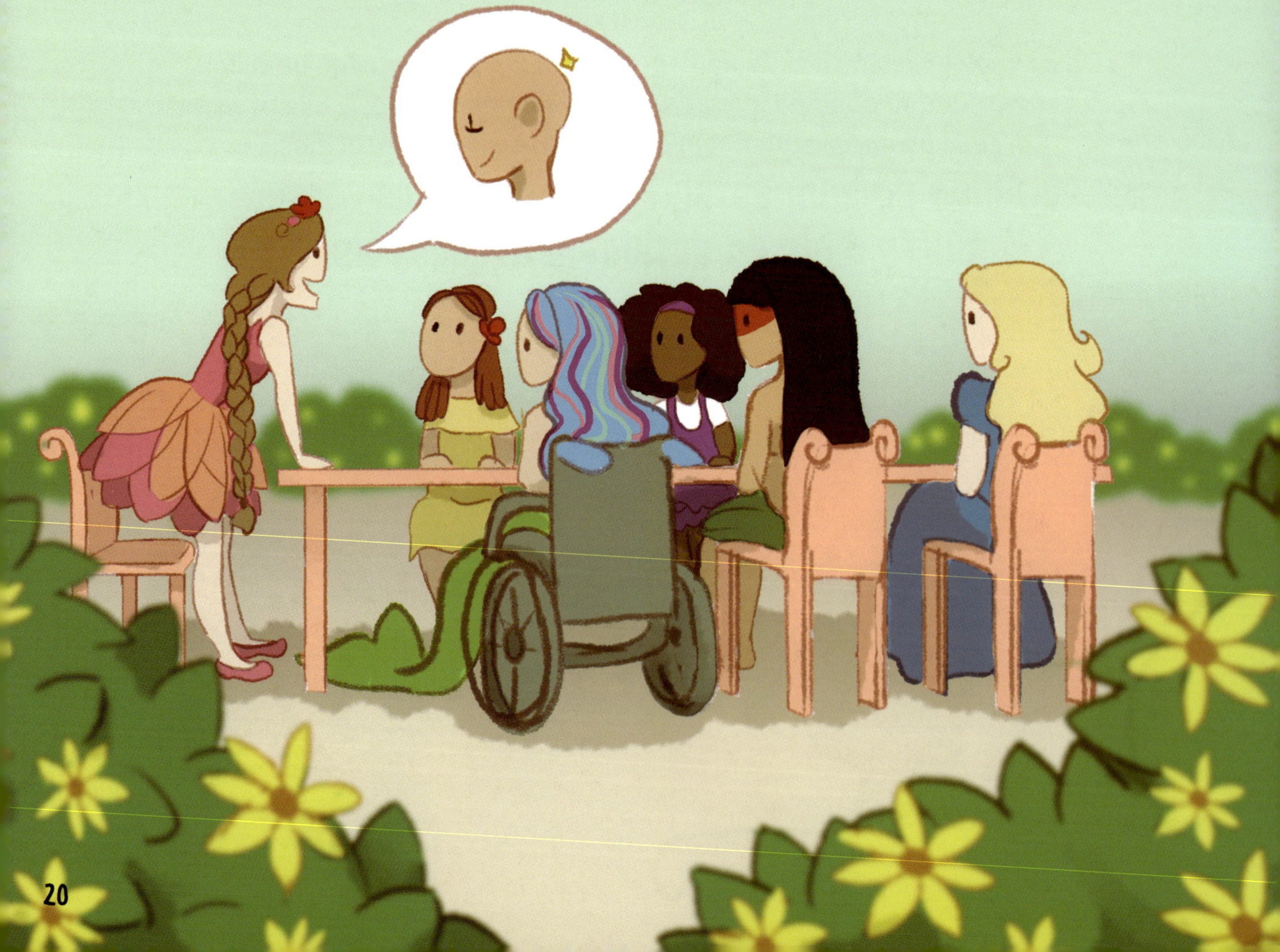

A ideia animou a todas as princesas, e elas decidiram que iriam cortar os cabelos e passar a máquina zero.

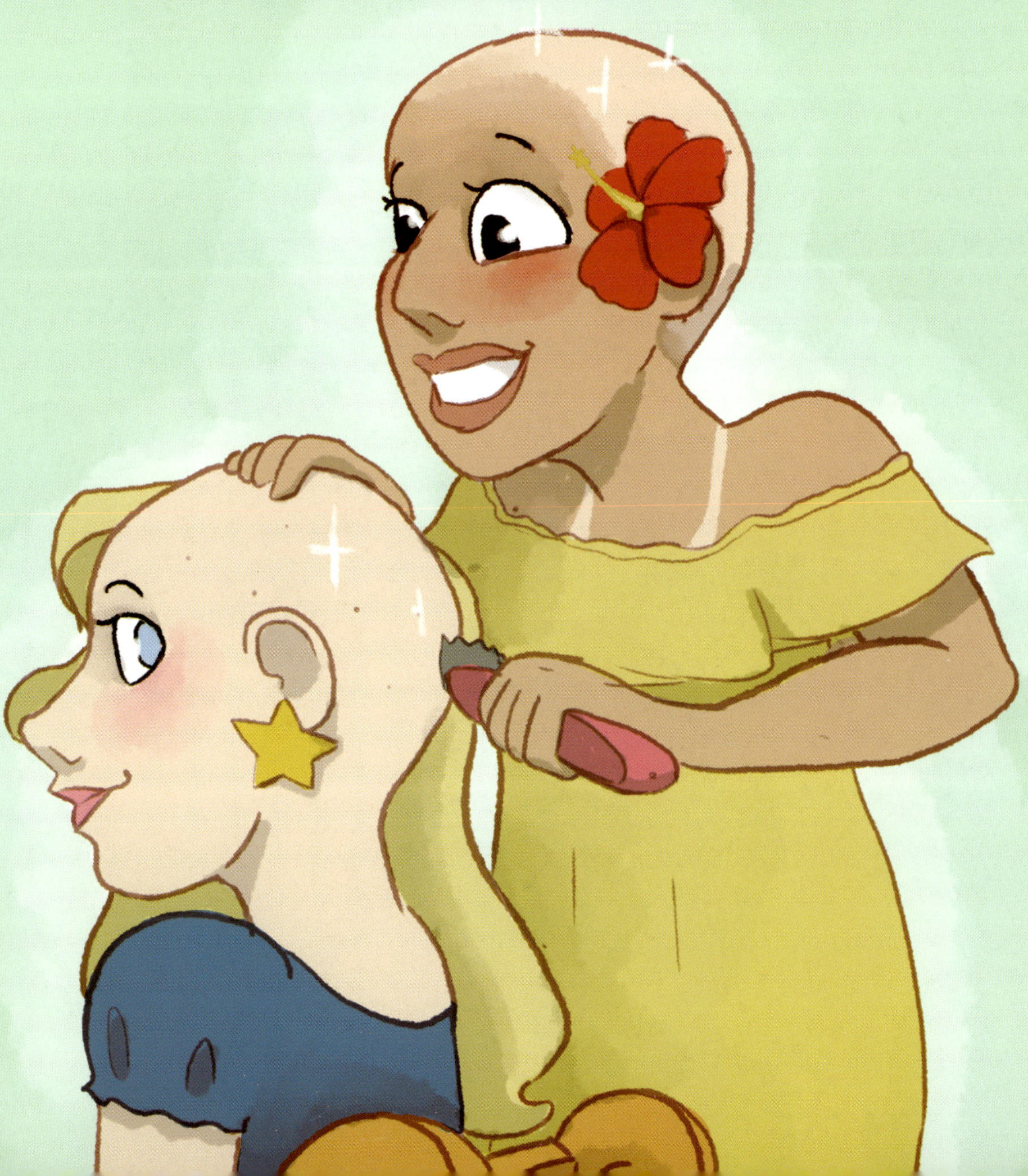

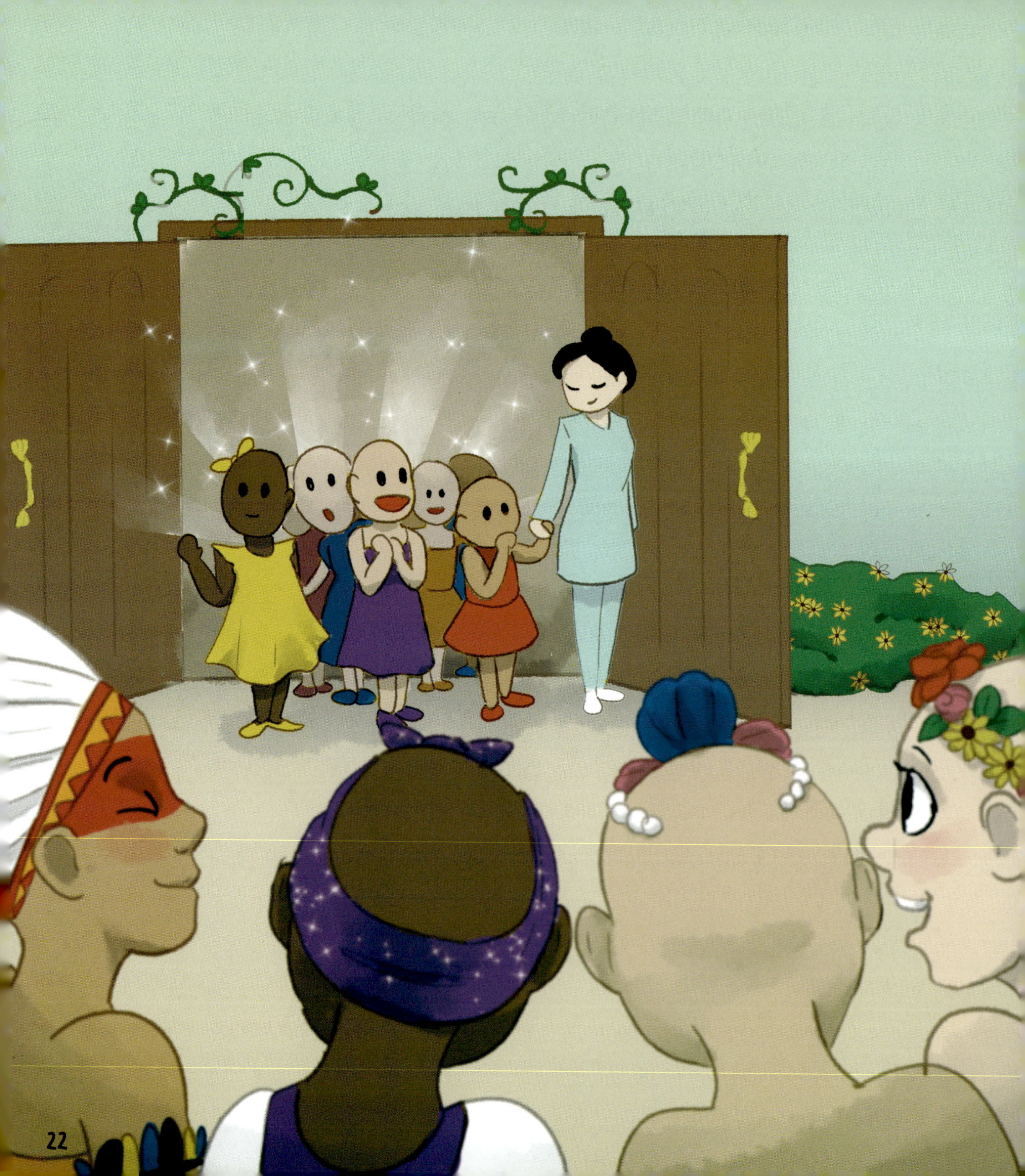

Combinaram com a tia contadora de histórias e, na semana seguinte, diferentemente do que sempre acontecia, foi a vez das princesas de Brilhante visitarem as princesas do Reino da Fantasia.

No castelo da Florinda as princesas esperavam ansiosas pela chegada das princesas de Brilhante, que chegaram um tanto tímidas, mas logo estavam se sentindo em casa. A sala ficou iluminada com todas aquelas carequinhas cintilantes.

As princesas conversaram, fizeram várias selfies e pegaram autógrafos da princesa Glória, que era uma superstar. Foi uma tarde muito animada, onde as princesas contaram histórias, se divertiram muito e deram presentes para as convidadas.

As princesas do Reino das Princesas Carecas ficaram encantadas e, quando voltaram para o Reino Brilhante, contaram para todas as outras princesas sobre aquele dia inesquecível no castelo de Florinda: quando perceberam que as princesas do Reino da Fantasia eram lindas, mesmo sem seus estilosos cabelos.

Afinal, uma princesa é sempre uma princesa!

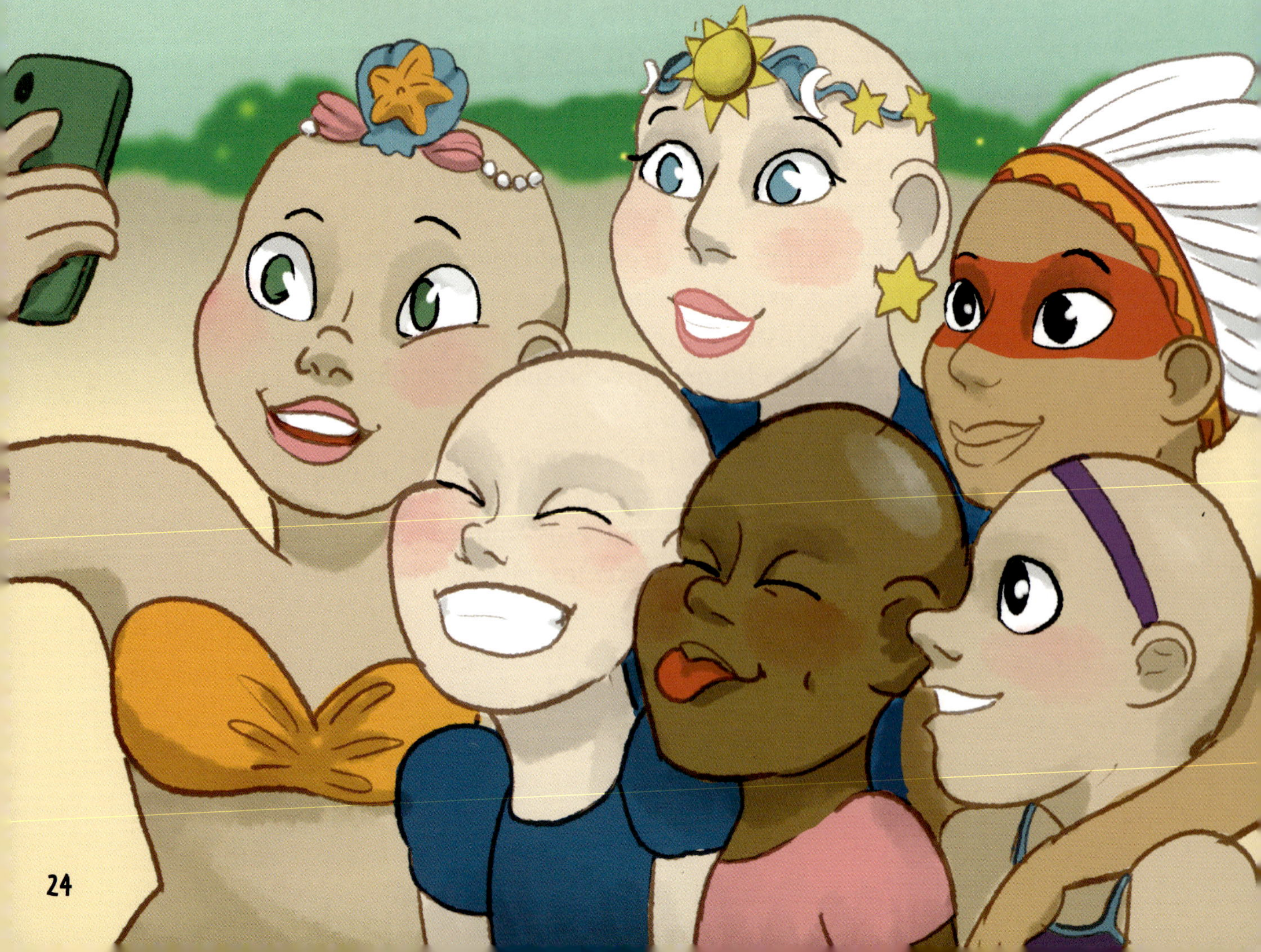

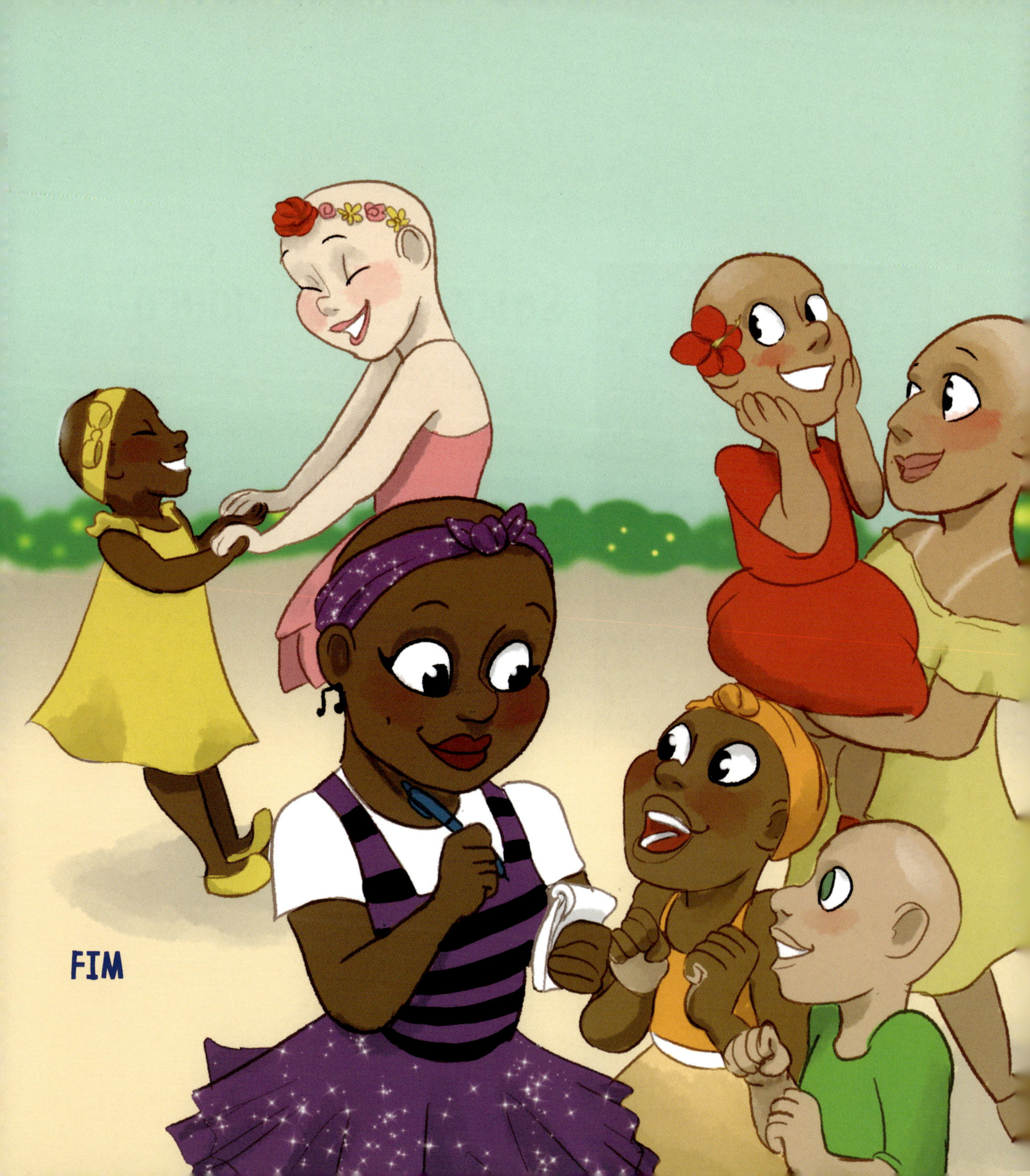

FIM

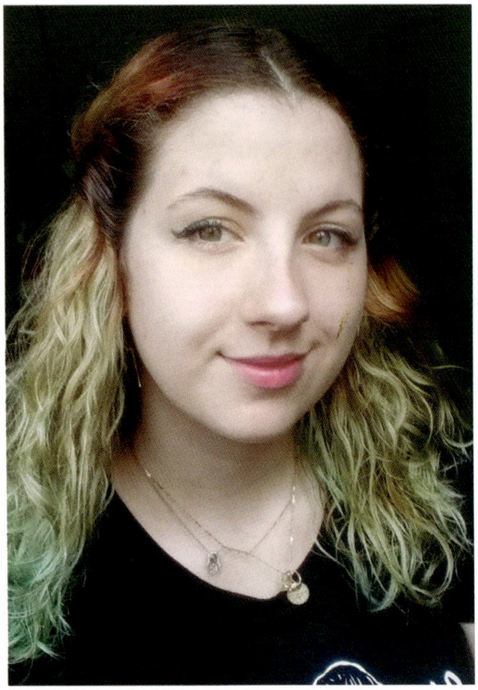

Sobre a ilustradora

Lara Marcelino

Olá! Tenho 20 anos e moro em Cocal do Sul-SC. Desde bem pequena, sempre gostei de artes e criatividade. Com o incentivo da família, principalmente de minha mãe, nunca desisti do sonho de trabalhar com meus desenhos, e por isso, ingressei no Curso Técnico de Comunicação Visual da SATC, onde me formei no ano seguinte. Já ilustrei os livros infantis *Bom dia, Piti!* e *Caco adotado, um gato malhado e muito mimado* e *Cigabelha*, todos da Editora InVerso!

Sobre a autora

Enilce Rocha

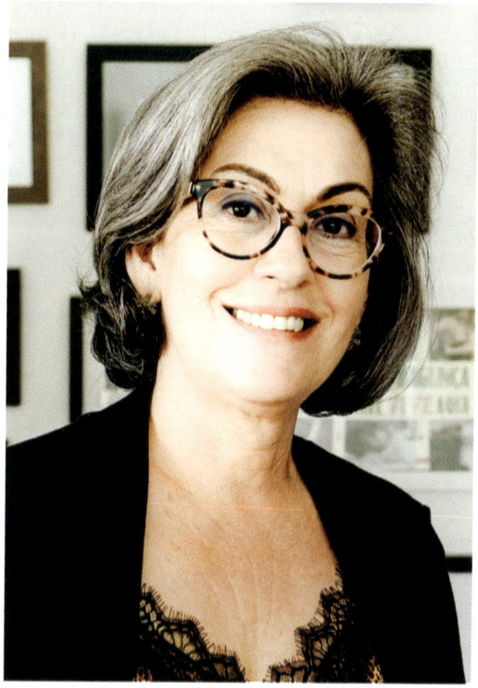

Nasci em Jaguaruna-SC e sou a sétima de nove irmãos. Passei minha infância livre, correndo pelos campos, pulando no rio, fazendo balanços de corda e cantando cantigas de roda com os meus irmãos. Mas a escola era o meu lugar preferido, pois, desde menina, a leitura me fascinava. Naquela época, eu não tinha acesso aos livros infantis, e as minhas primeiras leituras foram as fábulas de Esopo, no antigo livro de latim de meu irmão mais velho, que continha a tradução em português no final do livro.

Vivo em Curitiba há mais de 40 anos, onde construí a minha vida, me casei, me formei na UFPR e onde nasceram as minhas filhas, Carolina e Mariana. Adoro animais e tenho três gatos e uma cachorrinha, chamada Mel. Quando me aposentei, quis fazer algo completamente diferente do que fazia profissionalmente. Decidi ser contadora de histórias. Participei do curso preparatório e atuo como voluntária há 5 anos.

Leia também, da Editora InVerso

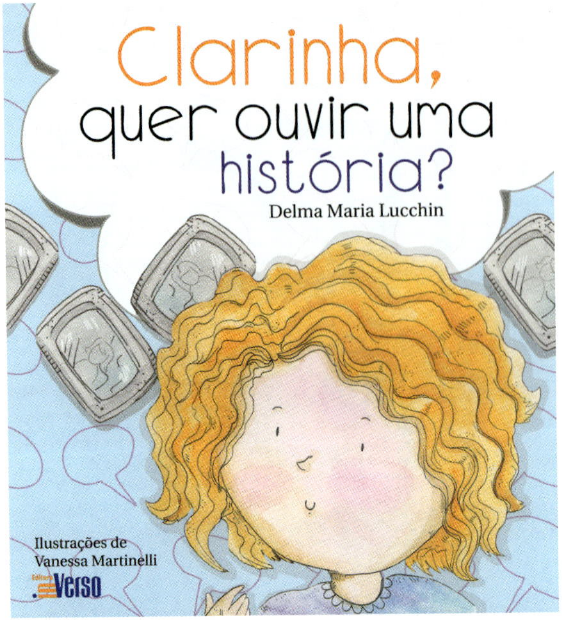

CLARINHA, QUER OUVIR UMA HISTÓRIA?

Em um momento de sua infância, Clarinha ficou doente e precisou ser internada. No hospital, um lugar que poderia ser sinônimo de tristeza e solidão, encontrou um espaço de acolhimento e imaginação. Mesmo com o distanciamento social, foi quando conheceu um grupo de contadores de histórias voluntários que seus dias mudaram e uma nova perspectiva cresceu em seu coração. Conheça Clarinha e ouça você também essa história!

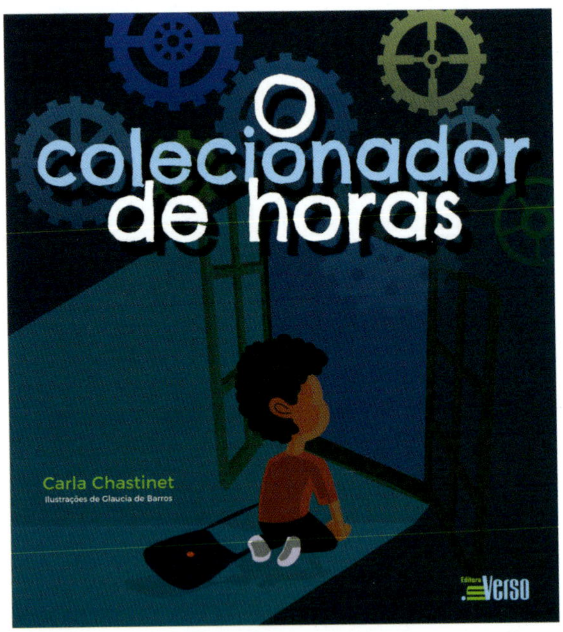

O COLECIONADOR DE HORAS

Em um mundo em que se percebe o tempo cada vez mais veloz e, por conta disso, se vive sempre à procura de tempo, poder colecionar as horas seria espetacular. Dessa forma, o livro trata de um menino bastante gentil, que descobriu no tempo um aliado e um inimigo. Na busca por mais momentos com seus pais, constrói um plano para conquistar mais horas, mas ao fim, o Tempo é que lhe traz uma surpresa.